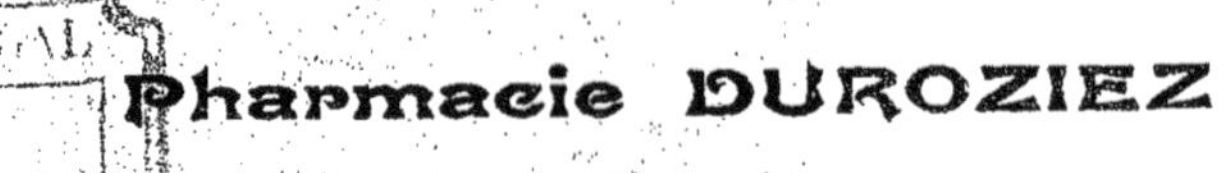

Pharmacie DUROZIEZ

LABORATOIRE D'ANALYSES MÉDICALES

ET DE

RECHERCHES BACTÉRIOLOGIQUES

du Docteur VAUDIN

Lauréat de l'Académie de Médecine

Membre de la Société de Pharmacie & de la Société de Thérapeutique

André GÉRARD

Pharmacien de 1re Classe, Ex-Interne des Hôpitaux de Paris

SUCCESSEUR

TABLEAUX SCHÉMATIQUES

DES

VARIATIONS PATHOLOGIQUES

DE LA

Sécrétion Urinaire

LABORATOIRE D'ANALYSES MÉDICALES

ET DE

RECHERCHES BACTÉRIOLOGIQUES

du Docteur VAUDIN

Lauréat de l'Académie de Médecine

Membre de la Société de Pharmacie & de la Société de Thérapeutique

André GÉRARD

Pharmacien de 1re Classe, Ex-Interne des Hôpitaux de Paris

SUCCESSEUR

TABLEAUX SCHÉMATIQUES

DES

VARIATIONS PATHOLOGIQUES

DE LA

Sécrétion Urinaire

PLAN

VARIATIONS PATHOLOGIQUES

DES

Principaux Éléments de la Sécrétion Urinaire

Augmentation   **Diminution**

CARACTÈRES GÉNÉRAUX

VOLUME

POLYURIE	**OLIGURIE**
Alimentaire : Ingestion abondante de boissons.	Ingestion insuffisante de boissons.
Médicamenteuse : Usage de diurétiques.	Fortes transpirations.
Diabètes (sucré, azoturique, phosphaturique, insipide), polyurie grave liée à une lésion du pancréas.	
Néphrite interstitielle (augmentation de la pression artérielle). Dégénérescence amyloïde. Abcès du rein.	Néphrites aiguës (urémie, éclampsie). Période d'état des néphrites chroniques. Néphrites tuberculeuses. (Accidents urémiques à redouter).
Hypertrophie de la prostate.	Oblitération des canalicules du rein par des calculs.
Cystite.	
Méningite tuberculeuse. 2° Période de la P. G. Hystérie. Epilepsie.	
Anévrisme de l'aorte.	Maladies du cœur et des poumons.
Arthrite tuberculeuse. Mal de Pott.	Accès de goutte.
Début de la convalescence des affections fébriles (typhoïde, scarlatine).	Maladies fébriles (avant la polyurie de la convalescence). La persistance de l'oligurie est un pronostic fâcheux.
Défervescence de l'ictère catarrhal. Fin de la colique hépatique.	Cirrhose. Ictère grave.
	Colique saturnine.
ÉTAT NORMAL	Auto intoxications.
Par 24 h. : 1200 à 1400 cc.	Anémie. Cachexie.
Par k° : 21 cc.	

ANURIE

1° Mécanique (par obstruction).
Obstruction des canalicules (calculs).
2° Réelle (par absence de sécrétion).
Néphrite parenchymateuse. Fièvre bilieuse.
Reflexes nerveux. (Colique néphrétique. Instillations de nitrate d'argent. Brûlures.)
Stase veineuse.
Choléra. Péritonite aiguë.
Intoxications (cantharides, sublimé).

DENSITÉ

Diabète (sucré).
Maladies infectieuses (période d'état).
Auto intoxications.
Néphrites aiguës.
1019 à 1022.

Anémie. Cachexie.

Néphrite interstitielle.

ASPECT

Trouble (à l'émission).
Cystite, pyélo-néphrite.

Limpide.

PRÉSENCE DES ÉLÉMENTS ANORMAUX

PSEUDO-ALBUMINE.......
Catarrhe des voies digestives.
Maladies fébriles.
Leucémie.
Présence de pus dans l'urine.
Affections des reins.

ALBUMINE ....
(Serine-Globuline)
Intoxications (Altération du sang ou des reins par introduction dans l'organisme de substances étrangères : cantharides, phosphore, plomb, arsenic, mercure).
Néphrites aiguës occasionnées par le froid ou par les maladies infectieuses (Typhoïde, grippe, pneumonie, diphtérie, scarlatine).
Néphrites chroniques.
Grossesse (pronostic peu inquiétant quand la quantité ne dépasse pas 1 gr.).
Albuminurie mécanique (Crises d'asystolie, stase, diminution de la pression artérielle).
Albuminurie digestive (stomacale, hépatique, intestinale).
Albuminurie nerveuse (Epilepsie, hystérie, delirium tremens, méningite, tétanos).

ALBUMOSES..............
Néoplasme du tissu osseux.
Grandes suppurations (Pleurésie purulente, bronchorée, abcès profond).
Maladies infectieuses.
Affections du tube digestif (Lésions, dilatation de l'estomac).
Affections du foie (Cirrhose, atrophie aiguë, carcinome).
Anémie, cachexie.

PEPTONES........ ....
Pyrexie. Suppurations.
Maladies de l'appareil digestif.

GLUCOSE.......... .....
Troubles digestifs (glycosurie alimentaire, ingestion exagérée de sucre, dyspepsie).

SUCRES . . . . Grossesse (glycosurie et lactosurie légères).

PENTOSES . . . . Asphyxie (oxyde de carbone, asthme).
Maladies infectieuses.
Intoxications (acides, morphine, atropine, adrénaline,
  phosphore, arsenic, nitrobenzine, nitrite d'amyle).
Ingestion de Phloridzine.
Diabètes : gras ou arthritique.
        maigre ou pancréatique.
        nerveux (lésions du bulbe), traumatisme, gom-
          mes, tumeurs, échinocoques.
        hépatique (par anhépatie ou hyperhépatie).

ACÉTONE . . . . Diabètes, Coma.

ACIDE DIACÉTIQUE . . . . Fièvres éruptives.

ACIDE DIOXYBUTYRIQUE . . Cachexie cancéreuse.
Anesthésie par le chloroforme.
Complications de la grossesse.
En proportion notable il est l'indice de menace de coma.

PIGMENTS BILIAIRES . . . . . Obstruction des voies biliaires par :
    (Bouchon muqueux.
      Calcul (Lithiase).
    (Tumeur, cancer, kyste.
Ictère émotif (production de bile exagérée).
Ictère hémolytique (exagération de la destruction des
  globules sanguins : empoisonnement par As H^3, toluy-
  lène diamine, morille rouge).

UROBILINE . . . . Présence de pigments biliaires dans le sang (Cholémie
  avec ou sans ictère).
Lésion du foie (Cirrhose, tuberculose, cancer, ictère
  grave, contusions).
Insuffisance hépatique.
Intoxication avec destruction sanguine.
Résorption d'épanchements sanguins.
Arthritisme.

INDOL . . . . Suppurations organiques.
Augmentation de la putréfaction intestinale :
    (Stase du contenu de l'intestin grêle, affections gastro-
      intestinales.
    (Exagération des fermentations intestinales.
Insuffisance hépatique (diminution du pouvoir bactéricide
  de la bile).
Régime carné.

SCATOL . . . . Surtout abondant dans les putréfactions de matières
  azotées dans le gros intestin.

LEUCINE TYROSINE . . . .   Diminution du taux des oxydations organiques.
Affections du foie (Cirrhose, atrophie jaune aiguë, cancer).
Maladies diverses (Variole, goutte, tuberculose, intoxication par le phosphore).

SANG. . . . .   Les hématuries peuvent être d'origine : uréthrale, prostatique, vésicales, rénales, et seront distinguées par le moment de l'apparition du sang pendant l'émission urinaire. Elles pourront être causées par traumatisme, uréthrite, tuberculose, cancer, hypertrophie de la prostate, néphrite.
(Hématurie)
Elles peuvent être aussi causées par les maladies infectieuses, les parasites (filaire, bilharzia, strongle), ou dues à des causes indéterminées (H. essentielles).

HÉMOGLOBINE. . . . .   Quelques maladies infectieuses (Typhoïde, ictère grave, variole, scarlatine, paludisme).
(Hémoglobinurie)
Intoxications graves (acides minéraux, As H^3, phosphore, nitrobenzine, phénol, naphtol).
Refroidissement (Hémoglobinurie paroxistique : action dissolvante du plasma sanguin).

PUS. . . . .   Vient de l'urèthre (antérieur ou postérieur), de la vessie, des urétères, des bassinets ou des reins. Son origine sera déterminée par l'épreuve des 3 verres, par l'examen des éléments épithéliaux, la quantité d'albumine et la réaction de l'urine.

CHYLE. . . . .   Cancer, lipémie, filariose.
Intoxications biliaires par obstruction.
Dégénérescence graisseuse des reins.

TOXINES, ALCALOÏDES. . . .   Maladies infectieuses.
Hypoactivité ou insuffisance hépatique.
Médications alcaloïdiques.

DIAZO-RÉACTION D'ERLICH   Maladies fébriles (Typhoïde, variole, scarlatine, rougeole, typhus, fièvres puerpérales). Disparaît avec la chute de la température.
Mauvais pronostic dans la pneumonie et la tuberculose.

ÉLÉMENTS NORMAUX

	Augmentation	Diminution
EXTRAIT ... . p. 24 h. : 46 à 56 gr. p. k° : 0,85	Alimentation excédant les besoins. Désassimilation exagérée.	Alimentation insuffisante. Défaut d'assimilation. Formation de tissu adipeux. Encrassement de l'organisme par des déchets.
ACIDITÉ (en $SO^4 H^2$) . . p. 24 h. : 2 à 2,40 p. k° : 0,03	**Hyper acidité.** Diabète. Auto-intoxications. Maladies infectieuses (période fébrile). Arthritisme. Excès d'exercice, fatigue. Régime carné.	**Hypo acidité.** Néphrite. Anémie, cachexie. Affections pyogènes (Pyélites, cystites). Lymphatisme. Régime végétarien.
CHLORURES........ p. 24 h. : 10 à 12 gr. p. k° : 0,17	Polyurie (sauf dans les affections des reins). Diabètes sucré, azoturique, insipide. Diurèse succédant aux crises d'épilepsie. 2e période de la P. G. Neurasthénie, forme aiguë de la folie. Pneumonie fibrineuse (résorption de l'exsudat). Fonte des œdèmes. Tuberculose (Durée d'invasion et d'état, pleurésie tuberculeuse). Accès de fièvre intermittente. Amélioration des maladies aiguës.	Période d'état des maladies fébriles (Scarlatine, typhoïde, variole). Mal de Bright. Ostéomyélite, péritonite, appendicite. Chlorose, anémie, cachexie. Pneumonie franche (défavorable si elle dépasse le 4e jour). Œdèmes cardiaques. Période cachectique de la tuberculose. Vomissements incoercibles (grossesse). Aggravation des maladies aiguës. Colique de plomb. Asystolie. Affections de l'estomac.
SOUFRE TOTAL .... p. 24 h. : 2,50 à 3 p. k° : 0,04	Diabètes. Arthritisme. Régime carné. Affections fébriles courtes (pneumonie).	Anémie, cachexie. Néphrites.

	Augmentation	**Diminution**
SULFO-ÉTHERS...... N : 10 °/₀ du S. total	Auto-intoxications. Fermentations intestinales (Typhoïde, typhus). Suppurations abondantes. Absorption des corps à fonction phénolique.	
SOUFRE NEUTRE.... N : 20 °/₀ du S. total	Ictère. Typhoïde. Tuberculose. Pneumonie.	

Le SOUFRE ACIDE est la somme du S. des sulfates et du S. des sulfo-éthers (ou sulfo-conjugués).

	Augmentation	**Diminution**
ACIDE PHOSPHORIQUE..... p. 24 h. : 2,25 à 2,80 p. k° : 0,040	Diabète phosphaturique. Diabètes sucrés et azoturique. Arthritisme. Régime carné. Tuberculose (début). Convalescence des maladies aiguës. Fractures. Ostéomalacie. Epilepsie. Méningite cérébro-spinale. Oxalurie. Leucémie (destruction des nucléines).	Néphrite chronique diffuse. Néphrite parenchymateuse. Dégénérescence amyloïde. Rhumatisme articulaire aigu ou chronique, goutte. Maladies infectieuses. Atrophie musculaire. Ataxie. Obésité. Anémie, chlorose, cancer, cachexie.
AMMONIAQUE.,...... p. 24 h. : 0,60 à 0,70 p. k° : 0,01	Diabètes (réaction contre l'acidose). Affections hépatiques (Atrophie jaune aiguë). Pyélites, Cystites (fermentation).	

URÉE...... ....
p. 24 h. : 24 à 28 gr.

p. k°	Age
1,02	2 à 5 ans
0,82	5 à 8 ans
0,70	8 à 11 ans
0,52	11 à 15 ans
0,41	15 à 18 ans
0,365	Adult. jusq. 50 a.
0,25	Vieillards

	Augmentation	**Diminution**
URÉE	Régime carné excessif. Autophagie. Diabète azoturique. Diabète pancréatique. Maladies fébriles (suractivité de l'organisme en lutte). Début de tuberculose. Cirrhose hypertrophique alcoolique. Ictère catarrhal. Empoisonnement phosphoré.	Régime végétarien ou peu carné. Néphrites chroniques. Diabète sucré. Arthritisme, rhumatisme chronique. Affections du foie : hypoactivité ou insuffisance hépatique. Atrophie jaune aiguë, ictère grave. Cancer du foie. Cachexie cancéreuse.

Normal dans le diabète gras arthritique.

	Augmentation	**Diminution**
AZOTE TOTAL... ... p. 24 h. : 11 à 13 gr. p. k° : 0,21	Exagération de la vie cellulaire. Tuberculose. Diabète.	Ralentissement de la nutrition. Régime végétarien. Affections du foie. Arthritisme.

ACIDE URIQUE... ..
p. 24 h. : 0,58
p. k° : 0,0085
Bases Xanthiques
p. 24 h. : 0,12
TOTAL des PURINES
(XANTHO-URIQUES,
proc. DENIGES)
p. 24 h. : 0,70
	Alimentation très carnée.
	Absorption de substances riches
	   en purines (riz de veau, etc.).
	Diathèse arthritique.
	Accès fébriles (paludisme, début
	   de typhoïde, pneumonie, etc).
	Leucocythémie.
	Tuberculose.
	Néphrite diffuse. Asystolie.
	
	Diabète azoturique.
	Cirrhose atrophique.
	Affections de la rate.
	Inflammations et brûlures de la
	   peau.
	Intoxications par Ph et CO.
		
		Affections chroniques.
		Scarlatine grave.
		Ostéomalacie.
		
		Chlorose, anémie.
		Néphrite interstitielle et pa-
		   renchymateuse.
		Diabète sucré.
		Intoxication saturnine.

ACIDE OXALIQUE....	Ralentissement de la nutrition.
	Diabète sucré.
	Néphrites.
	Maladies infectieuses.
	Arthritisme.
	Ictères.
	Catarrhe gastrique ou intestinal.
	Aliments (cacao, thé, poivre,
	   oseille, épinards, rhubarbe,
	   etc.).	

CHAUX, MAGNÉSIE ..	Boissons abondantes. Période moyenne de la gesta- tion. Chorée, épilepsie, hystérie. Début de la phtisie.	 Fin de la grossesse. Fin de la phtisie.

RAPPORTS UROLOGIQUES

	Augmentation	Diminution
RAPPORT AZOTURIQUE. ... Coefficient d'oxydation $$\dfrac{\text{Az. urée}}{\text{Az. total}} = \dfrac{82}{100}$$	Exagération de la vie organique. Tuberculose.	Ralentissement de la nutrition. Arthritisme (surproduction de déchets azotés). Affections du foie (hypoactivité et insuffisance hépatique). Régime végétarien (78 °/₀).
Coefficient de Bouchard $$\dfrac{\text{Urée}}{\text{Extrait}} = \dfrac{50}{100}$$	Traitement alcalin ou ferrugineux. Hypoactivité organique et hépatique.	Ralentissement de la nutrition. États fébriles (production exagérée d'acide urique). Hypoactivité organique ou hépatique. Déchets de matières ternaires.
Coefficient de déminéralisation de Robin $$\dfrac{\text{Mat. minérales}}{\text{Mat. fixes}} = \dfrac{32}{100}$$	Déminéralisation exagérée. Maladies cachectisantes (diabète, tuberculose, neurasthénie). Ingestion abondante de sel.	Déminéralisation antérieure. Régime déchloruré. Rétention des sels dans l'organisme.
Coefficient de déminéralisation protoplasmique $$\dfrac{\text{Mat. min.} - \text{urée}}{\text{Mat. fixes}} = \dfrac{15}{100}$$	Mêmes variations que le précédent.	
RAPPORT .... $$\dfrac{\text{Chlorures}}{\text{Urée}} = \dfrac{42}{100}$$	Affections cachectisantes, disparition de l'équilibre osmotique. Ingestion abondante de sel.	Régime déchloruré. Rétention des chlorures (épanchements, œdèmes). Infections. Auto-intoxications.
Coefficient de Phosphaturie $$\dfrac{\text{P}^2\text{O}^5}{\text{Urée}} = \dfrac{8 \text{ à } 10}{100}$$	Destruction exagérée des nucléo-albumines et des organes riches en phosphore. Ingestion abondante de phosphates. Phosphaturie. Arthritisme (15 à 18 °/₀).	Dépression nerveuse. Infections. Auto-intoxications.

	Augmentation	Diminution
Coefficient d'activité leucocytaire $$\frac{\text{Acide urique}}{\text{Urée}} = \frac{2,50}{100}$$	États fébriles. Destruction exagérée des leucocytes. Hyperactivité leucocytaire (leucocythémie.) Arthritisme. Goutte. Insuffisance hépatique.	Diminution de l'activité leucocytaire. Arthritisme (2ᵉ période). Rétention urique. (Encombrement de l'organisme par des déchets.)
	Alimentation riche en nucléoalbumine ou en purines.	
RAPPORT .. .. $$\frac{\text{Ammoniaque}}{\text{Urée}} = \frac{4}{100}$$	Régime carné. Diabètes (acidose). Atrophie hépatique, cancer du foie. Pyélites. Cystites.	
Coeffic' d'oxydation du soufre. $$\frac{\text{S. acide}}{\text{S. total}} = \frac{80 \text{ à } 90}{100}$$		Maladies infectieuses. Ictères par rétention. Rachitisme. Rhumatisme, goutte, arthritisme.
Coefficient des fermentations putrides $$\frac{\text{S. conjugué}}{\text{S. total}} = \frac{8 \text{ à } 9}{100}$$	Fermentations intestinales.	

SÉDIMENTS URINAIRES

ACIDE URIQUE............	Gravelle urique. Excès d'acidité avec augmentation de l'acide urique. Arthritisme.
URATE DE SOUDE	Rhumatisme. Période aiguë des maladies infectieuses. États fébriles. Diminution du volume des urines. Excès alimentaires.
URATE D'AMMONIAQUE....	Cystite.
OXALATE DE CHAUX......	Origine alimentaire (oseille), ou médicamenteuse (rhubarbe). Différentes affections du tube digestif. Troubles de l'hématose et de la respiration. Neurasthénie. Gravelle oxalique.
SULFATE DE CHAUX	Alimentation riche en viande.
CARBONATE DE CHAUX ...	
PHOSPHATE AMMONIACO-MAGNÉSIEN	Urines en fermentations (réaction alcaline). Cystite.
PHOSPHATES DIVERS......	Phosphaturie ou urines à réaction faiblement acide.
ACIDE HIPPURIQUE........	Alimentation riche en fruits.
GRAISSE	Chylurie (parasitaire). Lipurie d'ordre alimentaire. Dégénérescence du pancréas ou du rein. Obstruction du canal cholédoque ou de l'intestin.
LEUCINE ET TYROSINE....	Atrophie aiguë du foie. Leucémie. Empoisonnement par le phosphore.
CHOLESTÉRINE.......... .	Chylurie. Dégénérescence graisseuse des reins.
MÉLANINE.........	Tumeur mélanique.
CELLULES........	Rein............. Congestion rénale. Néphrites aiguë et parenchymateuse. Bassinet..... .... Pyélo-néphrite. Vessie....... .... Cystite. Urèthre.......... Uréthrite.

CYLINDRES... .. . .   Hyalins.......... ..   Congestion rénale.
Néphrite parenchymateuse et inters-
titielle.
Pyélo-néphrite.
Cireux... .. ..   Lésion rénale ancienne. Néphrite pa-
renchymateuse.
Granuleux ....   Néphrite aiguë.
Granule graisseux.   Pyélo-néphrite.
Épithéliaux ......   Néphrite aiguë.
Hématiques.......   Néphrite aiguë.
Purulents.... ....   Lésion inflammatoire et infectieuse.

PSEUDO-CYLINDRES . .....

FILAMENTS......... ... ..   Uréthrite chronique.

FLOCONS PURULENTS.....   Uréthrite aiguë.

LEUCOCYTES........ .....   Néphrite parenchymateuse.
Pyélonéphrite, pyélites.
Cystites, catarrhe vésical.

HÉMATIES...............   Hématuries diverses.

SPERMATOZOÏDES ....   Pollutions.
Spermatorrhée.
Miction ou défécation difficile.

MICRO-ORGANISMES .. ....
    STAPHYLOCOQUES   { Uréthrites, cystites.
    STREPTOCOQUES   { Pyélonéphrites, néphrites.
    BACILLE COLI   Cystites, néphrites.
    BACILLE DE KOCH   Cystites, néphrites.
    GONOCOQUE   Uréthrites, prostate.
    LEVURES.   Diabètes, etc.

TABLEAU DES PRINCIPALES AFFECTIONS

avec l'indication des troubles qu'elles apportent dans la sécrétion urinaire

---

LÉGENDE

Dans la colonne de gauche se trouvent le nom des maladies et l'indication des recherches spéciales auxquelles elles peuvent donner lieu pour éclairer leur diagnostic.

La seconde colonne comporte les éléments dont le taux est augmenté.

La troisième concerne ceux dont l'élimination est abaissée.

Les chiffres romains (I, II, etc.) qui suivent la lettre R : indiquent le numéro d'ordre des rapports influencés par les différents états morbides d'après le tableau suivant :

$$\text{I } \frac{\text{Az. de l'urée}}{\text{Az. total}} ; \quad \text{II } \frac{\text{Urée}}{\text{Extrait}} ; \quad \text{III } \frac{\text{Matières minérales}}{\text{Matières fixes}} ; \quad \text{IV } \frac{\text{Chlorures}}{\text{Urée}} ; \quad \text{V } \frac{\text{Ac. phosphorique}}{\text{Urée}}$$

$$\text{VI } \frac{\text{Ac. urique}}{\text{Urée}} ; \quad \text{VII } \frac{\text{Ammoniaque}}{\text{Urée}} ; \quad \text{VIII } \frac{\text{Soufre acide}}{\text{Soufre total}} ; \quad \text{IX } \frac{\text{Sulfoconjugués}}{\text{Soufre total}}$$

En italique est indiquée la présence des éléments anormaux.

Les parenthèses qui enclavent le nom d'un élément anormal signifie que sa présence n'est pas constante.

Les lettres placées en tête de la 2ᵉ colonne indiquent les différentes périodes de la maladie considérée :

A. Période d'invasion ou d'accroissement.

E. Période d'état.

C. Période de convalescence.

F. Période terminale.

Maladies infectieuses aiguës

	Augmentation	Diminution
VARIOLE	A. Urée, acidité, ac. urique, ac. phosphorique.	Volume.
	E. Chlorures.	Volume, urée.
	C. Volume.	
	Les autres éléments redeviennent normaux. *Toxines. (Hémoglobine). Diazoréaction positive.*	
SCARLATINE	Urée. Ac. urique. Ac. oxalique. *Albumine. Albumoses. (Hémoglobine). Toxines. Diazoréaction positive.*	Ac. phosphorique. R : I et VIII.

	Augmentation	**Diminution**
ROUGEOLE	Urée, ac. urique, ac. oxalique. | R : I et VIII. (*Albumine*). *Toxines. Diazoréaction positive.*	

TYPHOIDE.
Séro-diagnostic.

	Augmentation	**Diminution**
A		Urée. Ac. phosphorique.
E	Acidité, ac. urique, sulfo-conjugués.	Volume. Chlorures, ac. phosphorique.
C	Volume. Chlorures.	Densité.

Albumine. Albumoses. (Hémoglobine). Toxines. Diazoréaction positive.

GRIPPE	Urée. Ac. urique. (*Albumoses*).	
SUPPURATIONS.	*Albumoses (dus à l'action peptonifiante des microbes).*	

Maladies infectieuses chroniques

TUBERCULOSE.	A. Urée, ac. phosphorique, ac. urique. R : VI. Chaux. (*Albumine*). F. *Albumine (pronostic grave).*	Chlorures (fin proch.). Chaux.

SYPHILIS.
R. de Wassermann.
1aire
2aire (*Albumine*).
3aire

CANCER	A. (Urée). F. *Acétone. Urobiline. Indican.* (*Albumoses. Sang*).	| Ac. phosphorique. Urée.
TÉTANOS.	Ac. hippurique. *Albumine.*	

Maladies parasitaires

FILARIOSE	*Chyle. Sang. Albumine.*
BILHARZIOSE.	*Chyle. Sang. Albumine, pus.*
STRONGYLOSE.	*Sang.*
KYSTE HYDATIQUE	

Examen du sang
(*Eosinophilie*)

PRÉSENCE DE TÆNIA
Examen du sang
(*Eosinophilie*)

Augmentation   **Diminution**

Maladies du Sang et de la Nutrition

ARTHRITISME .... Acidité, chlorures, phosphas-| R : I.
tes, ac. urique.
Ac. oxalique. R : IV et VI.
(Glucose). Sédiment, ac. urique
et urates.

RHUMATISME ARTICULAIRE   E. Urobiline, urée, ac. urique | Volume.
R : VI.
c. Volume, soufre total.
Urée et ac. urique redeviennent normaux.
Albumoses.

GOUTTE.................... A. Volume, urée, ac. urique.
E.   Volume, urée, ac. phosphorique.

(Albumine)

DIABÈTE SUCRÉ............ Polyurie, densité, ac. urique, | Urée.
Dosage de sucre dans le sang   acidité.
Chlorures, soufre, ac. phos-
phorique, ammoniaque.
R : I.
Glucose *(paraglucose) açétone, ac. diacétique, indican (albumine)*
Sédiment : saccharomyces.

DIABÈTE INSIPIDE.......... Polyurie, chlorures, soufre. | Phosphates, densité.

DIABÈTE AZOTURIQUE..... Polyurie, densité, chlorures,
soufre, ac. phosph., am-
moniaque, ac. urique.
Urée (jusqu'à 130 gr. p^r 24 h.)

DIABÈTE PHOSPHATIQUE .. Polyurie, chlorures, soufre,
ac. **phosphorique.**

CHLOROSE .... | Acidité.
Examen du sang   Chlorures, **ac. phosphorique,**
urée.
Ac. urique. R : I.

ANÉMIE .... | Acidité.
Examen du sang   R : I.
Numération des hématies

LEUCOCYTHÉMIE .... **Ac. phosphorique, ac. urique.** | Urée.
Examen du sang
Formule leucocytaire

<table>
<tr><td></td><td>Augmentation</td><td>Diminution</td></tr>
</table>

Maladies de l'Appareil locomoteur

OSTÉOMALACIE.......... | Ac. phosphorique, urée, ac. urique.

Maladies de l'Appareil respiratoire

DIPHTÉRIE................ Urée, urobiline, ac. phospho- | Chlorures.
Examen bactériologique rique.

LARYNGITE ....
Examen bactériologique

BRONCHITE..... ....
Recherche du Bacille de Koch

PNEUMONIE............... A. Volume. | Urée.
Recherche du Pneumocoque E. **Urée.** Ac. urique. Soufre | Ac. phosphorique, chlorures.
total.
C. Chlorures.
Albumine. Albumoses. (Diazoréaction : pronostic grave).

Maladies de la Plèvre et des Séreuses

PLEURÉSIE........ .. . A.
(tuberculeuse) E. Chlorures, urée.
Examen du liquide de ponction C. Volume, chlorures, urée.

PÉRITONITE AIGUË. ..... | Volume (anurie).

Maladies de l'Appareil digestif

ESTOMAC ....

GASTRITES.......... ., .
Examen du suc gastrique

DYSPEPSIE .... Acide urique.
Examen du sucre gastrique (glucose) (acétone).

CANCER.. ....
Examen du suc gastrique Albumoses.
Recherche du sang dans les fèces

FOIE.................,....

INSUFFISANCE HÉPATIQUE Urobiline, indican, R : VI. | **Urée.** R : I.

CONGESTION .. .. Chlorures, sulfates, ac. uri-
(Foie, cardiaque) que, phosphates.
Urée.

	Augmentation	**Diminution**
CIRRHOSE ATROPHIQUE . .	Urobiline, ac. urique (jusqu'à 8 gr. par 24 h.). *Albumoses (leucine, tyrosine).*	Volume, phosphates, **urée.**
CIRRHOSE HYPERTROPHIQUE	**Urée**, urobiline, ac. urique.	Phosphates.
ICTÈRE CATARRHAL	Urée, ammoniaque, acide urique. *Urobiline. Pigments et acides biliaires.*	
ICTÈRE GRAVE... .... **(Atrophie jaune aiguë)**	A. Urée. E. Ammoniaque. C. Volume, urée. *Albumoses. Pigments et acides biliaires. Urobiline (leucine, tyrosine. Toxines.*	Urée, ac. urique.
INTESTIN.....		
FERMENTATIONS	Ac. urique. **Indican, scatol.** R : IX.	
AUTO-INTOXICATIONS . .	Densité, acidité.	Volume.
ENTÉRITE. . .. . *Examen des fèces.*	Ac. oxalique.	Chlorures.
APPENDICITE...	Ac. oxalique.	Chlorures.
PARASITES... . .. . *Recherche des parasites ou de leurs œufs dans les fèces.*		
CANCER..... .... *Recherche du sang dans les fèces*		

Maladies des Organes génito-urinaires

REIN

	Augmentation	**Diminution**
CONGESTION RÉNALE.	Chlorures, phosphates, urée, ac. urique. Urines foncées. *Albumine.* **Sédiment.** *Urates. Ac. urique. Cellules du rein. Cylindres hyalins (hématies).*	Volume (persistance de l'oligurie, pronostic fâcheux).
NÉPHRITES AIGUËS........	Densité, urines foncées. *Albumine.* **Sédiment.** *Urates. Ac. urique. Cellules du rein. Cylindres granuleux et épithéliaux. Leucocytes. Hématies.*	Volume, chlorures, sulfates, urée.

Augmentation   **Diminution**

NÉPHRITES CHRONIQUES..
(Mal de Bright)

Parenchymateuses. ...   .

(gros rein)
Cryoscopie

Augmentation	Diminution
Urines foncées, troubles, ac. oxalique.	**Volume, chlorures,** sulfates, phosphates. Urée, ac. urique.

Albumine. **Sédiment.** *Urates, ac. urique. Cellules du rein. Cylindres hyalins et cireux, leucocytes, hématies.*
Épreuve du Bleu de méthylène abrégée.

Interstitielles..........
(petit rein)
Cryoscopie

Augmentation	Diminution
Urines claires.	**Chlorures,** sulfates, phospha¹.
Polyurie (7 à 8 litres pʳ 24 h.).	Urée, ac. urique.

Albumine. **Sédiment.** *Cellules du rein. Cylindres hyalins (hématies.*
Épreuve du Bleu de méthylène retardée.

PYÉLO-NÉPHRITES ....

Augmentation	Diminution
Volume, urine trouble.	Urée, acidité.
Ammoniaque (fermentation).	

Pus. Nucléo-albumine. Albumine. **Sédiment** : *cellules du bassinet. Cylindres granuleux et hyalins. Leucocytes.*

VESSIE

CYSTITE. ....
Examen bactériologique
Division de la miction

Augmentation	Diminution
Volume, ammoniaque (fermentation).	Réaction alcaline.
Urine trouble.	

(Pus) cellules de la vessie. Leucocytes nombreux. Phosphates. Staphylocoques. Streptocoques. Bacille coli, ferments.

URÈTHRE

URÉTHRITE ....
Recherche du gonocoque
Division de la miction

(Sang) (Pus) leucocytes, filaments (microbes ?).

GRAVELLE URIQUE........ Acidité.
Sédiment d'ac. urique.

GRAVELLE OXALIQUE ..... *Sédiment d'oxalate de chaux, leucocytes (hématies).*

GRAVELLE PHOSPHATIQUE | Acidité (réaction alcaline).
Sédiment phosphatique.

Maladies du Système nerveux

PARALYSIE GÉNÉRALE.... Volume, chlorures. | Ac. phosphorique, urée.
(glucose)

HYSTÉRIE..... .... Chaux, magnésie, forte polyurie (15 à 20 litres). | **Ac. phosphorique,** urée.

	Augmentation	**Diminution**
ÉPILEPSIE	Extrait, chlorures, polyurie (15 à 20 litres par 24 h.). Ac. phosphorique, chaux, urée. Ac. urique. *(Albumine).*	
NEURASTHÉNIE..	Volume, chlorures, urée, ac. urique. R : III et VI. *Sédiments, phosphates.*	R : I
CHORÉE......	Ac. phosphorique, chaux, urée.	
FOLIE....................	Chlorures. *(Albumine).*	
MÉNINGITE TUBERCULEUSE. ..... *Examen de liquide céphalo-rachidien.*	Volume. *(Albumine).*	
MÉNINGITE CÉRÉBRO-SPINALE..... *Examen de liquide céphalo-rachidien.*	Ac. phosphorique.	

Maladies de l'Appareil circulatoire

	Augmentation	**Diminution**
ANÉVRISME DE L'AORTE ..	Volume.	
ÉPANCHEMENTS..........		Volume.
TROUBLES CIRCULATOIRES	*(Albumine).*	
AFFECTIONS CARDIAQUES	*(Albumine).*	

Maladies de la Peau

ECZÉMA..... ....

AFFECTIONS PARASITAIRES .. ...
Examen microscopique

Maladies de la Femme

VAGINITE.... ....
Examen bactériologique   . *(Pus).*

MÉTRITE ....

Augmentation   **Diminution**

GROSSESSE..............

(*Glucose*) (*Lactose*) Albumine : *symptôme grave au-dessus de 1 gr. par 24 h.*
(*Urobiline*).
(*Acétone : signe de mort du fœtus*).

ÉCLAMPSIE.............. | Volume.
(*Albumine*).

MÉNOPAUSE....... ....

Maladies des Enfants

ALBUMINURIE CYCLIQUE DES ADOLESCENTS
Urine trouble, foncée, densité.
Albumine tous les jours à la même heure (moins de 1 gr.).
(*la globuline domine*).

ROUGEOLE, SCARLATINE.. (Voir aux maladies infectieuses).

REMARQUE IMPORTANTE

Afin que l'on puisse, des résultats d'une analyse quantitative d'urine, tirer toutes les conclusions *utiles*, il est essentiel de faire porter l'examen sur la totalité de l'émission des 24 heures. Pour cela, procéder de la façon suivante :

M.-F. — Le matin (à 8 heures par exemple) le malade urine et rejette cette émission (pour vider sa vessie), ensuite il recueille toutes les urines émises jusqu'au lendemain à la même heure en conservant la dernière émission de 8 heures du matin.

Ensuite il remet au laboratoire :

Soit la totalité des urines réunies,

Soit un demi-litre du mélange en indiquant très exactement quel était le volume ou le poids de la totalité des urines des 24 heures.

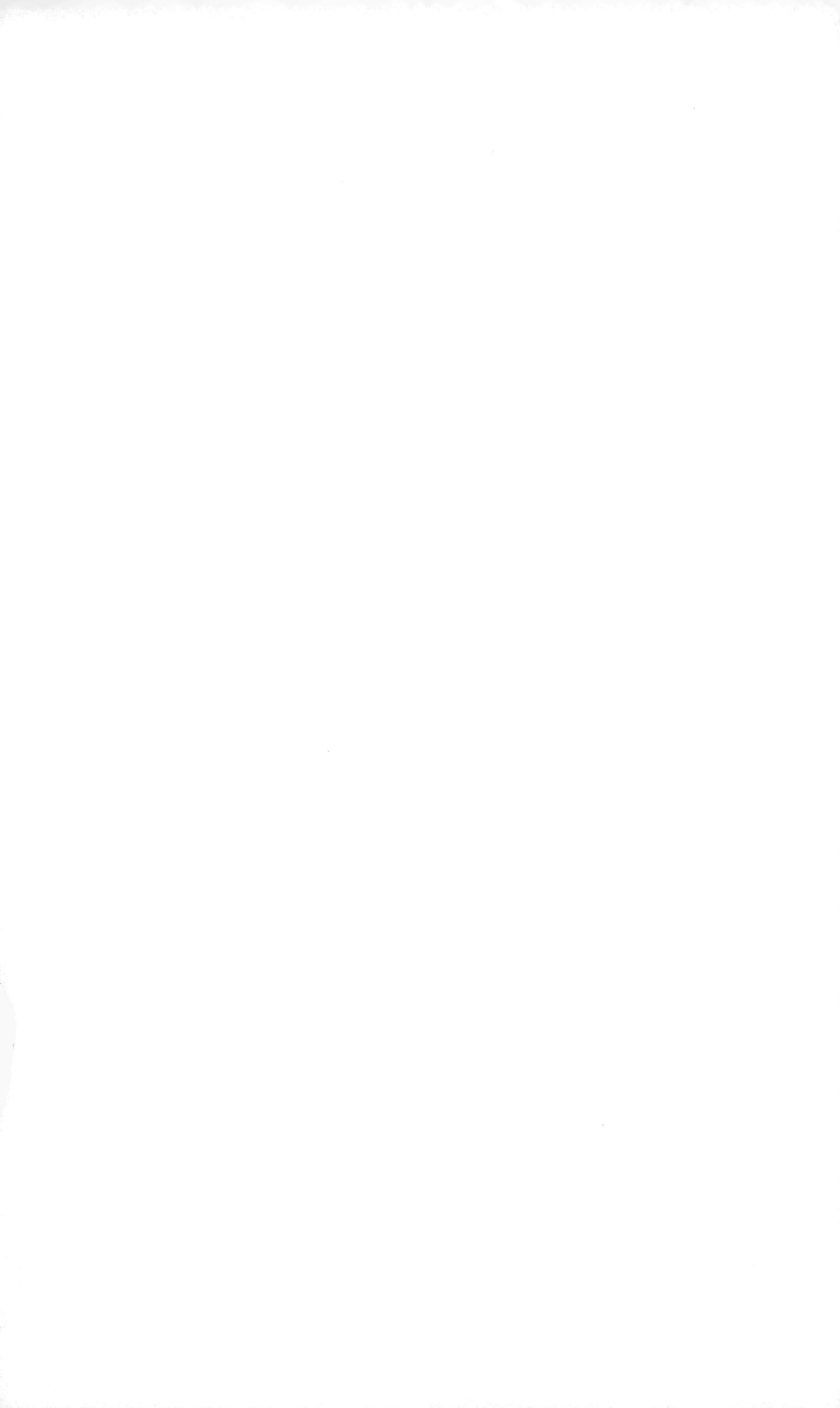

9 782019 261900